ÉTUDES

SUR LA

TEMPÉRATURE LOCALE

DU SEIN

APRÈS L'ACCOUCHEMENT

PAR

Emmanuel CHATELET

Docteur en médecine de la Faculté de Paris
Ancien externe des hôpitaux de Paris
Lauréat de l'École de plein exercice, de medecine et de pharmacie de Nantes.

PARIS
IMPRIMERIE G. ROUGIER ET Cie
1, RUE CASSETTE, 1

1884

ÉTUDES

SUR LA

TEMPÉRATURE LOCALE DU SEIN

APRÈS L'ACCOUCHEMENT

ÉTUDES

SUR LA

TEMPÉRATURE LOCALE

DU SEIN

APRÈS L'ACCOUCHEMENT

PAR

Emmanuel CHATELET

Docteur en médecine de la Faculté de Paris
Ancien externe des hôpitaux de Paris
Lauréat de l'École de plein exercice, de médecine et de pharmacie de Nantes.

PARIS

IMPRIMERIE G. ROUGIER ET Cie

1, RUE CASSETTE, 1

1884

INTRODUCTION

Depuis une dizaine d'années environ, l'étude des températures locales a soulevé de nombreuses discussions et suscité des travaux aussi variés qu'intéressants. Il n'est pas de mois, pour ainsi dire, qui ne voie naître un nouveau thermomètre ou paraître les recherches de quelque clinicien.

Sans doute, les résultats obtenus jusqu'à ce jour n'ont pas toute la précision qu'on pourrait désirer, les conclusions des uns ont été niées par les autres, beaucoup de points n'ont pas été élucidés; mais nous croyons ne pas nous tromper en disant que de nouvelles études poursuivies avec des instruments plus exacts et mieux gradués conduiront à des résultats aussi précieux pour le clinicien qu'intéressants pour le savant.

Sous ce rapport, la grossesse et la puerpéralité offrent à l'observateur un vaste champ encore à peu près inexploré. Déjà cependant, Schrœder, Cohnsterin, Fehling, Schlesinger et Marduel ont étudié la température vaginale, et même intra-utérine, et ont voulu faire de ses variations un signe de la grossesse et de la mort du fœtus. Constantin Paul, quand il a présenté son nouveau thermomètre à la Société de thérapeutique, l'a désigné sous le nom d'avertisseur obstétrical. Comme on le voit, l'étude des températures locales chez la femme enceinte ou nouvellement accouchée, a déjà tenté plusieurs observateurs. Il nous a semblé que le relevé des variations thermiques au niveau des seins, fait pendant les jours qui suivent l'expulsion du fœtus, pourrait offrir quelque intérêt. Nous avons donc entrepris, sous la bienveillante et habile direction de M. le Dr Pinard, une série de recherches chez les femmes accouchées dans son service. Ce sont les conclusions de ces recherches que nous avons aujourd'hui l'honneur de soumettre à la bienveillante appréciation de nos juges.

Nous diviserons notre travail en deux parties : Dans la première partie, nous discuterons la valeur clinique des différents thermomètres à températures locales, ainsi que les raisons qui nous ont fait choisir le thermomètre de M. Constantin Paul. Dans la seconde, nous exposerons les résultats de nos recherches, et les conclusions auxquelles elles nous ont conduit.

Mais avant d'entrer dans l'exposé de notre sujet, qu'il nous soit permis de renouveler ici l'expression de notre sincère reconnaissance à M. le Dr Pinard, pour l'extrême bienveillance avec laquelle il a dirigé nos recherches, et pour l'enseignement aussi savant que pratique qu'il nous a donné pendant les six mois que nous avons passés comme externe dans son service.

Que Mlle Carrier et Mlle Hanicot, sages-femmes de l'hôpital Lariboisière, veuillent bien agréer nos remercîments pour l'amabilité et la bonne grâce avec lesquelles elles nous ont secondé, en faisant avec le soin et le dévouement qu'elles apportent à tout ce qui concerne leur service, le relevé des températures, quand un empêchement subit nous obligeait à nous absenter de l'hôpital.

Nous remercions aussi M. le professeur Tarnier de l'honneur qu'il nous a fait en acceptant la présidence de notre thèse.

HISTORIQUE

Le sujet que nous traitons est, pour ainsi dire nouveau. Si, en effet, depuis longtemps, on a noté les modifications que subissent les seins des nouvelles accouchées, les douleurs et la tension que détermine la montée du lait; et, à ce propos, les recherches de Chantreuil, publiées dans les *Archives de tocologie* de 1874, laissent peu à ajouter, il n'en pas de même des variations de température que l'on observe au niveau de la glande mammaire. C'est seulement cette année qu'a été publié le premier, et, croyons-nous, le seul travail sur ce sujet.

Le 14 février 1884, M. le Dr Cauvet soutenait devant la Faculté de médecine de Paris, une thèse très intéressante sur la montée du lait. Toute la seconde partie de cette thèse est consacrée à l'étude comparée des températures de l'aisselle et du sein. Quand nous avons commencé nos recherches, nous ignorions absolument l'existence de ce travail; et, au moment où nous l'avons parcouru, nous avions déjà recueilli un certain nombre d'observations qui nous semblaient infirmer quelques-unes des conclusions de M. Cauvet. Nous avons donc continué notre étude, et, comme on le verra, nous sommes arrivé à des résultats assez différents des siens.

Quant aux travaux qui ont été publiés sur les températures locales, nous ne pouvons les citer ici ; nous renverrons seulement ceux que cette étude pourrait intéresser aux thèses soutenues par M. Hunkiarbéyendian (1) et M. Forest (2) devant la Faculté de médecine de Paris, thèses qui renferment l'historique complet de la question.

(1) Thèse de Paris, 1880.
(2) Thèse de Paris, 1880.

PREMIÈRE PARTIE

Les instruments employés par les différents observateurs pour étudier les températures locales du corps humain peuvent se diviser en deux grandes classes : les appareils thermo-électriques et les thermomètres à liquide indicateur.

Certes, les appareils thermo-électriques donnent des résultats extrêmement précis ; et, sous ce rapport, ils sont bien supérieurs aux autres instruments. Mais leur application demande un tel soin, leur graduation est si délicate, leur dérangement si facile, que, pour le clinicien, leur emploi est presque impossible. Nous les passerons donc sous silence.

Nous ne parlerons pas davantage des thermomètres à alcool. Si, en effet, le liquide est très dilatable et si la colonne indicatrice peut être divisée en parties plus grandes et plus faciles à lire ; les instruments sont aussi, par là même, plus volumineux, moins maniables, inconvénients qui les ont fait rejeter par la plupart des médecins.

Il ne nous reste donc plus à examiner que les thermomètres à mercure, à passer en revue les causes d'erreur qui peuvent fausser leurs indications. Or, ces causes tiennent : 1° à l'instrument ; 2° aux diverses conditions extérieures dans lesquelles l'observateur se trouve placé.

Aujourd'hui, avec les progrès continus des arts industriels, la construction des thermomètres, ainsi que leur graduation, laisse peu à désirer. La plupart de nos thermomètres médicaux donnent des résultats très comparables entre eux, et si les indications de la colonne mercurielle diffèrent de quelques centièmes et même d'un dixième de degré, cette légère différence, si elle est regrettable au point de vue scientifique, n'est guère appréciable dans la clinique.

De même, la sensibilité des thermomètres est aujourd'hui suffisante. Ces instruments, pour être sensibles, doivent, nous le savons, se mettre rapidement en équilibre de température avec le milieu ambiant, et de plus indiquer des variations très petites. Faible volume de mercure sur une large surface, tige capillaire, tels étaient les moyens à employer pour donner aux thermomètres la sensibilité requise. Aussi, la plupart des thermomètres à températures locales présent-ils une cuvette aplatie à forme rectangulaire ou ellipsoïde.

Mais, tout en donnant à la cuvette une large surface les constructeurs doivent prendre garde de laisser au verre une épaisseur considérable. Car la seule pression sur la cuvette du doigt de l'observateur, ou des liens qui maintiennent l'instrument, peut déterminer, grâce à l'élasticité du verre, une élévation de plusieurs dixièmes de degrés (Lereboullet (1) et Hayem) (2).

Nous dirons peu de choses de la tige graduée. Ordinairement, elle est divisée en dixièmes de degré, et la lecture des indications est assez facile, les divisions étant gravées sur le verre même. On les distinguera d'autant plus aisément les unes des autres que le calibre du tube sera plus petit.

Nous le voyons, si la construction des thermomètres demande beaucoup de soin pour donner des indications précises, on peut dire que cette construction a réalisé de nombreux progrès dans ces dernières années. Si les causes d'erreur n'ont pas été totalement supprimées, elles ont été du moins diminuées.

En est-il de même des autres causes d'erreur, de celles dues aux conditions dans lesquelles on se place pour observer? Ces causes sont multiples, et jusque dans ces derniers temps, malgré de nombreuses tentatives, on n'était pas parvenu à les écarter toutes. Passons donc en revue les diverses influences qui peuvent faire varier en plus ou en moins les indications thermométriques.

C'est d'abord le rayonnement. Il nous suffira de nous reporter à un traité de physique pour comprendre cette cause d'erreur.

Tout le monde connaît la loi de Newton sur le refroidissement : « Lorsqu'un corps ne dépasse que

(1) Lereboullet. *Gaz. hebd. de méd. et de chir.*, 18 sep. 1880.

(2) Hayem. *Compt. rend. des séances de la société de biologie*, février 80.

d'un petit nombre de degrés la température du milieu dans lequel il se refroidit, les abaissements de température qu'il subit dans un instant très court, sont proportionnels à l'excès de sa température sur celle du milieu environnant. » Après avoir exposé cette loi, Desplats et Gabriel (1) ajoutent qu'elle n'est vraie que pour des excès qui ne dépassent pas 20°. Or, n'est-ce pas le cas pour les températures locales? D'un côté, la cuvette du thermomètre est en contact avec une surface dont la température varie de 34° à 37° et, de l'autre, avec un milieu à 18° ou 20°. Nous ne rechercherons pas la quantité de chaleur perdue dans l'unité de temps. Ces calculs seraient bien abstraits ; mais il nous suffit de savoir que deux corps, l'un chaud, l'autre froid, étant en présence, le premier se refroidit et le second s'échauffe, pour comprendre qu'il y a dans le rayonnement une cause importante d'erreur, déjà signalée par la plupart des auteurs.

Mais, en voulant éviter une faute, il faut se donner garde de tomber dans une autre. Plusieurs observateurs, pour n'avoir pas à tenir compte de l'abaissement de température dû au rayonnement, ont recouvert le thermomètre de sachets de ouate, de coussinets, de ceintures, qui modifient singulièrement la chaleur des parties sur lesquelles ils sont appliqués. Comme le fait remarquer Collin (2) : « Ces moyens ont pour

(1) *Nouveaux éléments de physique médicale* (Paris, 1870, pag. 501).

(2) *Détermination de la température des parties superficielles du corps.* (*Bull. de l'Acad. de méd.*, 27 janv. 80.)

résultat d'élever insensiblement la chaleur des régions explorées et de la porter jusqu'au degré des parties intérieures. Ils donnent, non la température actuelle et réelle, mais celle que la peau peut acquérir par échauffement. »

Cet échauffement est si vrai que l'épaisseur de la couche de ouate, suivant qu'elle est plus ou moins grande donne des différences de 1° et de 1° 2 pour la même observation. C'est du moins ce qu'on lit dans un travail publié par Lereboullet (1) : « Chez un individu atteint de fièvre typhoïde, on trouve à une demi-heure d'intervalle : 1° dans l'aisselle 39° 4, et cette température ne varie point ; 2° au niveau du deuxième espace intercostal, à gauche 37° 8, quand le réservoir du thermomètre est recouvert d'une couche d'ouate un peu épaisse, et à droite, 37°6 ; dans les mêmes conditions à gauche 36° et à droite 36° 4, lorsque le réservoir du thermomètre est appliqué directement sur l'espace intercostal et recouvert seulement d'une très légère couche d'ouate. »

De plus, le rayonnement n'agit pas seul. En effet, dans une atmosphère au repos, le refroidissement dû à la différence de température de l'air, du thermomètre et du corps, tout en se produisant constamment, pourrait ne pas nuire à l'exactitude des observations. Il suffirait de se mettre dans les mêmes conditions de milieu extérieur pour arriver à des indications compa-

(1) *Les températures morbides locales.* (*Gaz. hebd. de méd. et de chir.*, 1878, page 663.)

rables. Mais, dans une chambre de malade, dans une salle d'hôpital, l'air est constamment en mouvement : une fenêtre ouverte, un infirmier qui passe, l'observateur lui-même se penchant vers le thermomètre, tout produit des courants dans les couches d'air environnantes. Si, d'après Dumontpallier (1), « le seul fait de changer de place les couvertures du malade fait varier les thermomètres placés localement », on comprend combien l'haleine de l'observateur ou un courant d'air froid venant de l'extérieur peut modifier les résultats indiqués par l'instrument.

Ce n'est pas tout. Pour maintenir le réservoir du thermomètre en contact avec la surface dont on veut observer la température, il faut une certaine pression. Les uns, comme Peter, Lereboullet, Hunkiarbeyendian, Forest, emploient le doigt séparé du thermomètre par un petit sachet d'ouate. Les autres, comme Broca, maintiennent l'instrument avec une bande ou un coussin. Qui ne voit combien, dans l'un et l'autre cas, la pression peut être, et, nous disons même, doit être inégale? Quelque attentif que soit un observateur, quelques soins qu'il prenne, la pression que son doigt transmet au thermomètre ne saurait être la même, non seulement à un ou deux jours d'intervalle, mais encore dans la même séance. Nous savons combien vite se fatiguent les muscles à l'état de contraction ; et une pression qui doit être maintenue un quart d'heure au minimum ne peut être constante.

(1) *Compt. rend. des séances de la Société de biologie*, fév. 1880.

Ce que nous disons des doigts s'applique aux bandes et aux coussins élastiques. Comment les appliquer toujours au même endroit, comment leur donner la même tension pendant plusieurs jours consécutifs? Un mouvement subit du malade peut desserrer le bandage le mieux appliqué.

On le voit, l'inégalité de pression entraîne un manque de précision dans les résultats, manque de précision qu'on ne saurait trop mettre en relief.

Nous venons d'énumérer un certain nombre de causes d'erreur. Il faut y joindre les négligences, le manque de soin qui fausse beaucoup d'observations. En effet, les températures, pour être comparables entre elles, à plusieurs jours d'intervalle, doivent être prises aux mêmes heures, toujours avant ou après le repas. Si la chaleur générale du corps présente, d'après Bœrensprung (1), Jürgensen (2), Montegazza (3), William Ogle (4), Billet (5), un maximum et un minimum quotidiens, si elle est influencée par l'alimentation, il est évident que la chaleur d'une partie ou d'un organe quelconque doit éprouver des variations semblables, dont l'observateur doit soigneusement tenir compte.

Il faut encore prendre garde à ce que la température de la salle se maintienne à peu près constante. Le milieu ambiant a, il est vrai, sur la chaleur générale

(1) *Arch. f. Anat. u. Phys.*, 1851 et 1852.
(2) *Deutches Arch. f. Kl. Med.*, bd III, bd IV.
(3) *Presse médicale belge*, 1863.
(4) *St George Hosp. Rep.*, 1867.
(5) *Th. de Strasbourg*, 1869.

du corps humain, une influence bien légère. D'après Eydoux et Souleyet (*Compt. rend. de l'Acad. des scienc.*, tome VI), une différence de 40° dans les milieux entraîne une différence de 1° pour le corps; et d'après Brown Séquard (*Journal de physiologie*, tome II, 1859), une différence de 21°5 entraîne une différence de 1°265. Mais, toute légère qu'est cette influence, elle n'en existe pas moins, et il est préférable de l'éliminer autant que possible.

Enfin, quand on veut appliquer le thermomètre, il est bon d'élever, au préalable, la colonne mercurielle, afin que l'instrument soit à une température voisine de celle que l'on veut déterminer. Par là, on abrège non seulement la durée de l'observation, mais on la rend encore plus précise. « Car, dit Colin d'Alfort (1), si le thermomètre est appliqué froid, son contact donne lieu à une impression de fraîcheur, qui, en faisant pâlir la peau et resserrer les vaisseaux, tend à abaisser sa température avant le moment de la réaction. »

Nous avons longuement énuméré toutes les causes qui peuvent influencer les thermomètres, car, si légère que soit chacune d'elles; réunies, elles peuvent donner lieu à des erreurs assez grandes. Quelques soins attentifs suffisent pour éliminer celles que nous avons énumérées en dernier lieu. Mais il n'en est pas de même de celles dues au rayonnement et à l'inégalité de pression. De cette difficulté sont nés les différents

(1) *Bull. de l'Acad. de méd.*, 27 janv. 1880.

thermomètres à températures locales construits dans ces dernières années.

Nous ne les passerons pas tous en revue. Ce travail nous entraînerait trop loin. Du reste, presque tous reposent sur le même principe et présentent la même forme. Ils consistent en une cuvette aplatie, à laquelle fait suite une tige capillaire. Sous le rapport de la précision et de la sensibilité, ils laissent sans doute peu à désirer. Mais il manque à leur application toutes les conditions que nous avons reconnues nécessaires : les uns sont maintenus directement par la main de l'observateur, avec ou sans couche d'ouate interposée; les autres par des bandes ou coussinets élastiques. Comme nous l'avons dit plus haut, les causes d'erreur qui résultent du rayonnement et de l'inégalité de pression y subsistent toujours.

A la séance de l'Académie de médecine du 27 janvier 1880, M. Burq présenta un nouveau thermomètre à températures locales qui réalisait de nombreux perfectionnements. Nous en emprunterons la description sommaire à M. Wurtz (1). « C'est un thermomètre hélicoïde formé d'un tube en spirale et d'un réservoir plat qui peut être appliqué sur la peau par une large surface. Une boîte d'ivoire renferme l'instrument et le protège contre le refroidissement extérieur aussi bien que contre tout accident. »

Nous avons dit que ce thermomètre réalisait une

(1) Thermométrie et thermomètres. *Dict. de médecine et de chirurgie pratiques.*

amélioration importante. En effet, l'enveloppe protectrice empêche le réservoir du thermomètre de rayonner vers l'extérieur et annihile l'action des courants d'air. Mais, d'un autre côté, la boîte en ivoire présente une surface assez large, pour empêcher le rayonnement des parties superficielles de la peau, ainsi que l'évaporation cutanée, et par conséquent pour produire une élévation de température assez marquée. De plus, tout ce que nous avons dit à propos de l'inégalité de pression subsiste entièrement pour le thermomètre de Burq. Quelque soin que prenne l'observateur, à quelque moyen qu'il ait recours, la pression du réservoir sur la peau ne peut être constante et les résultats ne peuvent être exacts.

En est-il de même avec le thermomètre que nous avons employé, avec le thermomètre de M. Constantin Paul.

Voici en quels termes M. Constantin Paul faisait connaître son nouvel instrument à la Société de thérapeutique, dans la séance du 13 février 1884 (1) :

« J'ai l'honneur de présenter à la Société de thérapeutique des thermomètres que j'ai fait construire par M. Galante, pour déterminer les températures locales superficielles.

« Pour fournir des indications exactes, ces instruments devaient être doués de deux qualités : être adhérents à la peau et être isolés de l'atmosphère.

(1) *Bull. de la Société de thérapeutique*, février 1884.

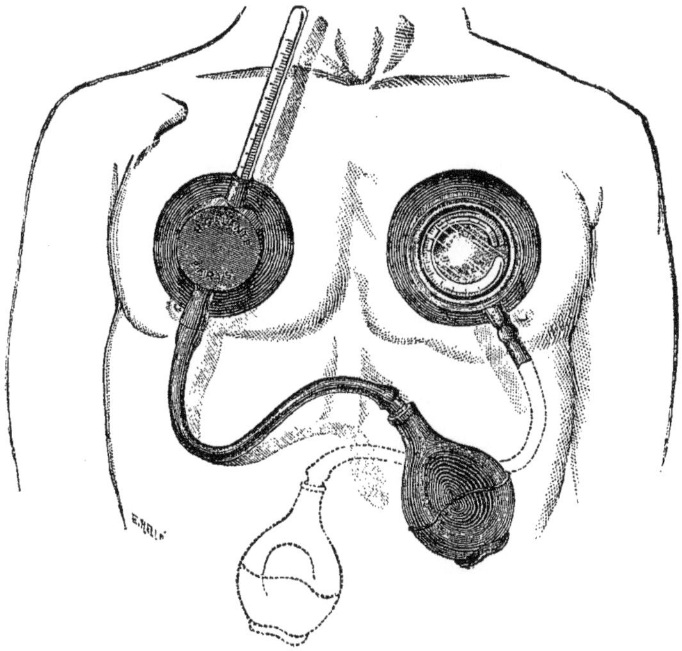

Fig. I.

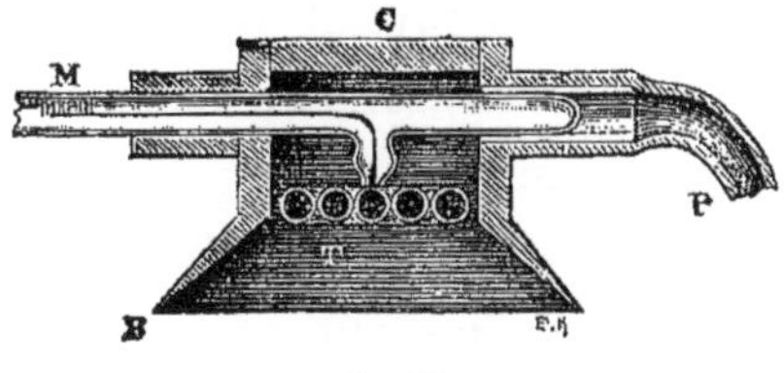

Fig. II.

Les clichés des figures ci-dessus nous ont été gracieusement communiqués par M. Galante. Nous lui en témoignons toute notre reconnaissance.

« Ces deux conditions sont réalisées par une masse de caoutchouc disposée en ventouse.

« L'instrument se compose d'un thermomètre M, qui peut être à maxima, dont la tige se recourbe à angle droit, pour aller, après une nouvelle courbure, former une spirale qui s'appliquera sur la peau.

« Ce thermomètre passe au travers d'une ventouse en caoutchouc qui a la forme d'un petit chapeau. Un prolongement de la tige du thermomètre en assure la fixité. Un tube de caoutchouc terminé par une poire élastique permet de faire le vide dans la ventouse.

« Cet instrument est applicable sur presque toutes les régions du corps non couvertes de poil. L'application se fait facilement, à moins que le sujet ne soit extrêmement amaigri.

« Pour appliquer l'instrument et le fixer, il suffit de presser d'une main la poire P, de manière à en chasser l'air aussi complètement que possible. On pose alors l'instrument sur le point qu'on veut observer, et on lâche la poire qui revient sur elle-même par son élasticité, et attire l'air contenu dans la ventouse. Le thermomètre reste ainsi fixé.

« Si, par hasard, la peau était trop grasse, on aiderait à l'adhérence de l'instrument en mouillant la lèvre circulaire, soit avec un peu d'eau, soit avec une très légère couche de vaseline blanche.

« L'appareil ainsi placé peut être recouvert par les draps.

« On est assuré de l'application exacte du thermomètre par la légère empreinte de la spirale qui persiste après qu'on a retiré l'instrument.

« La légère succion ou fluxion de la peau ne modifie pas sensiblement les résultats obtenus. »

Nous arrêtons notre citation qui suffit pour faire comprendre en quoi consiste le thermomètre C. Paul ainsi que le principe sur lequel il repose. Nous n'ajouterons rien à la description si claire et si nette faite par l'auteur lui-même ; mais qu'on nous permette quelques réflexions sur la valeur de l'instrument.

Si, en effet, nous passons en revue les principales objections qu'on a faites à l'exactitude des indications thermométriques pour les températures locales, nous voyons qu'elles tombent complètement.

D'abord, le verre de la cuvette est d'une épaisseur telle que la pression légère déterminée par la raréfaction de l'air de la ventouse ne peut mettre en jeu son élasticité, ni par conséquent faire varier le niveau de la colonne mercurielle. Cette conclusion résulte pour nous de plusieurs essais dans lesquels nous nous sommes efforcé en vain de comprimer le réservoir et de faire monter le liquide indicateur.

De même que dans le thermomètre de M. Burq, l'influence du milieu extérieur est complètement supprimée. Dans l'instrument de C. Paul, outre le chapeau en caoutchouc, substance qui est déjà elle-même très mauvaise conductrice de la chaleur, il existe entre le réservoir et la ventouse un espace assez grand rempli par de l'air, raréfié, il est vrai, mais qui ne s'oppose pas moins à la déperdition du calorique.

Mais, si le chapeau en caoutchouc empêche le rayonnement du réservoir vers l'air extérieur plus froid, la légère couronne qui s'applique hermétiquement sur la peau pourrait l'échauffer, en empêchant l'évaporation cutanée et le refroidissement par l'atmosphère; on aurait alors non la température superficielle, mais la température intérieure générale. Cela serait vrai, si la surface recouverte par le thermomètre était assez grande, mais elle est si petite (8 à 9 centimètres carrés) qu'on peut ne pas tenir compte de cette objection. Du reste, il est facile de démontrer que l'instrument indique des différences de 1, 2 et même 3°, suivant l'endroit où on l'applique, quoique la température intérieure soit toujours la même.

Le thermomètre de C. Paul annihile aussi l'action des courants d'air, son réservoir étant recouvert par le chapeau en caoutchouc, et même par les vêtements du malade. L'observateur peut donc approcher du lit, circuler alentour, se pencher vers l'instrument, sans avoir à craindre que son haleine ou ses mouvements déterminent une élévation de la colonne mercurielle.

Il y a une qualité que possède le thermomètre de C. Paul, qualité qui le rend très précieux pour l'étude des températures locales : c'est son adhérence à la peau, adhérence toujours égale et constante, puisque la force qui détermine cette adhérence est elle-même égale et constante. Lorsque, avec la poire en caoutchouc, on a raréfié l'air de la ventouse qui contient le réservoir, celui-ci s'applique exactement sur la peau, ce dont on a la preuve par l'empreinte qu'il produit, empreinte qui persiste plus d'un quart d'heure après l'ablation de l'instrument. De plus, la pression causée par le vide est constante, car si l'on observe la poire en caoutchouc, on voit qu'elle reste toujours dans le même état, ce qui indique que le degré du vide n'a pas changé.

Il est vrai que pour arriver à cette précision, il est nécessaire, comme l'a indiqué l'inventeur, d'enduire les bords en caoutchouc d'une légère couche de vaseline : ce n'est qu'une faible précaution à prendre.

On pourrait reprocher au vide déterminé par l'élasticité de la poire de produire une congestion susceptible de faire varier la température de la partie de la peau recouverte par la ventouse. Cette congestion se produit certainement, puisque le réservoir laisse une empreinte rouge violacé, là où il était adhérent. Toutefois, cette congestion est légère, le vide n'étant pas absolu ; et, d'autre part, si l'on considère que cette congestion est la même à toutes les observations, et que c'est une courbe plutôt qu'une seule température que l'on veut étudier, on conclura que les résultats sont comparables entre eux, ce qui est suffisant.

On le voit, le thermomètre de C. Paul présente des avantages considérables. C'est donc cet instrument que nous avons choisi pour étudier les températures locales.

Disons maintenant quelques mots des circonstances

dans lesquelles nous nous sommes placé, des précautions que nous avons prises pour avoir des résultats aussi exacts que possible.

Nous avons d'abord chaque fois noté la température de la salle. Elle a varié dans des limites assez restreintes, de 19° à 23° ou 23° 5. La différence a été si peu marquée, que, vu les travaux de Brown-Séquard cités plus haut, nous n'avons pas cru devoir en tenir compte.

L'instant de la journée auquel nous avons noté la hauteur thermométrique a toujours été le même : le matin, immédiatement avant le déjeuner ; et le soir, après le dîner des malades.

Voici comment nous avons appliqué notre thermomètre. Après avoir enduit préalablement ses bords d'une légère couche de vaseline, nous le déposions sur le sein, immédiatement au-dessus du mamelon, et après avoir pressé sur la poire en caoutchouc, nous surveillions l'instrument dont l'adhérence nous était démontrée par la poire elle-même.

Quand la température du réservoir s'était mise en équilibre avec celle de la peau, ce qui exigeait environ un quart d'heure, nous attendions encore quatre à cinq minutes avant de noter le chiffre obtenu.

Le thermomètre qui nous servait pour le sein, ainsi que celui que nous placions dans l'aisselle correspondante, a toujours été le même pour la même femme.

Nous avons longuement exposé les raisons pour lesquelles nous avons choisi le thermomètre de

C. Paul ; nous nous sommes appesanti sur les précautions que nous avons prises. Ces détails ont peut-être paru bien longs ; mais le lecteur nous les pardonnera. Nous avons voulu répondre d'avance à toutes les objections qu'on aurait pu faire à notre manière de procéder.

Passons donc maintenant à l'étude des résultats que nous avons obtenus.

DEUXIÈME PARTIE

La physiologie de la glande mammaire offre encore bien des points obscurs et controversés. Cependant, il nous a paru utile de rappeler en quelques mots ce que nous savons à ce sujet.

L'activité glandulaire de la mamelle présente deux périodes successives : dans la première est sécrété le colostrum; dans la seconde, le lait.

Pour les uns, M. Robin (1) et Rauber (2), les globules de colostrum ne seraient autres que les globules blancs qui pénétreraient par migration dans les alvéoles, et se chargeraient de corpuscules graisseux. Pour la plupart, au contraire, Beaunis (3), de Sinéty (4), etc., les cellules épithéliales devenues graisseuses se gonflent, se détachent les unes après les autres pour nager, mêlées à une certaine quantité de globules gras libres, dans un liquide alcalin et constituer le colostrum.

Le même désaccord existe entre les physiologistes quand il s'agit d'expliquer la sécrétion du lait. D'après

(1) *Traité des humeurs*, 2e édit, p. 479.
(2) *Ueber den Ursprung der Milch*, 1879.
(3) *Nouveaux éléments de physiologie.*, 2e édit., page 841.
(4) *Manuel pratique de gynécologie*, 1re édit., page 773.

Cl. Bernard (1) : « C'est une sorte de bourgeonnement de cellules superposées, dans lesquelles se préparent successivement les matériaux du lait : la caséine, le beurre, etc., sont successivement élaborés. Ensuite la paroi de la cellule lactée se dissoudrait dans un liquide alcalin et le lait en résulterait. » Mais beaucoup de physiologistes ne veulent pas que la sécrétion lactée soit en rien comparable à la sécrétion sébacée. Les cellules glandulaires ne se détruiraient pas ; elles seraient comme une sorte de cornue vivante qui, après avoir élaboré les matériaux du lait, les chasserait dans l'intérieur de l'alvéole : « Les cellules glandulaires deviennent plus claires, volumineuses, cylindriques ; leurs noyaux se multiplient, et on voit apparaître dans leur intérieur des gouttelettes de graisse qui font souvent saillie du côté de la lumière de l'alvéole glandulaire. Bientôt toute la partie saillante du protoplasma cellulaire tombe avec le globule graisseux qu'il entoure, le protoplasma se dissout dans le liquide sécrété et le globule graisseux devient libre, restant encore quelquefois entouré de fragments de protoplasma. En même temps que la partie superficielle de la cellule prend ainsi part à la sécrétion, sa partie profonde se régénérerait, de sorte qu'il y aurait aux deux pôles de la cellule glandulaire un processus inverse » (Beaunis) (2). Pour de Sinéty (3) : « Les

(1) *Liquides de l'organisme*, tome II, page 231.
(2) *Loco citato.*
(3) *Loc. cit.*

cellules chassent les granulations graisseuses par une sorte de contraction, et ne se renouvellent qu'après avoir servi un certain temps. »

L'obscurité la plus profonde règne encore sur l'origine des diverses substances qui entrent dans la composition du lait. Mais, que la graisse soit un produit de transformation du protoplasma glandulaire, que la caséine provienne de l'albumine du sang, que le sucre de lait s'élabore au moyen du glucose contenu dans le sang, ou d'une substance lactogène semblable à la matière glycogène du foie, comme l'a indiqué P. Bert avec Schutzenberger (1), quelle que soit l'origine de toutes ces substances, il n'en est pas moins certain que la glande mammaire ne se borne pas à permettre la diffusion des éléments du lait, mais qu'elle en élabore une grande partie dans les cellules de ses alvéoles.

Le rôle du système nerveux dans la sécrétion lactée n'est pas mieux élucidé. Les expériences d'Eckbard (2) sur la chèvre, de de Sinéty (3), sur le cobaye, de Rohrig (4), de Laffont (5), sur la chienne, ont donné des résultats différents. Et si le système nerveux intervient activement dans la sécrétion du lait, ce qui semble bien prouvé, on en est encore à se demander

(1) *Gaz. méd. de Paris*, n° 3, 1879.

(2) *Beitr. zur Anat.*, 1855 et 1877.

(3) *De l'innervation de la mamelle.* (*Gaz. médicale*, 1879.)

(4) *Exper. Unt. uber die Physiol. der Milchabsonderung.* (*Arch. de Virchow*, t. LXVII, 1877.)

(5) *Rech. sur la sécrét. et l'innervat. vaso-motrice de la mamelle.* (*Gaz. médicale*, 79).

si ce sont des nerfs sécréteurs ou vaso-dilatateurs qui mettent en jeu l'activité glandulaire.

Mais que les théories soutenues jusqu'à ce jour soient vraies ou fausses, il est un certain nombre de phénomènes extérieurs que tous les observateurs ont décrits, phénomènes qui accompagnent la sécrétion lactée. Les auteurs anciens, comme les physiologistes modernes ont tous noté la turgescence des seins, le durcissement de la glande, le développement des veines sous-cutanées : symptômes sur lesquels nous ne nous appesantirons pas, leur description se trouvant dans le manuel d'accouchements le plus succinct.

Dans la sécrétion du lait, il est deux ordres de faits bien établis : c'est, d'une part, la suractivité des cellules épithéliales qui tapissent les culs-de-sac glandulaires; de l'autre, l'afflux du sang dans le territoire de la glande mammaire et le développement de la circulation locale. Si nous ne pouvons pas nous appuyer ici, comme pour les glandes salivaires, sur les expériences physiologiques de Cl. Bernard, pour démontrer que la quantité du sang qui traverse l'organe est plus considérable et a une pression plus élevée, l'examen seul de la région nous autorise à dire que cette circulation est plus active et plus étendue.

Si nous passons maintenant en revue les conditions qui favorisent le développement de la chaleur animale dans un point quelconque de l'organisme, nous verrons que tout, dans la glande mammaire à l'état d'activité, se trouve réuni pour augmenter la température de cet organe.

D'après Cl. Bernard (1), P. Lorrain (2), et tous les physiologistes, la température d'une partie du corps dépend de l'activité fonctionnelle de cette partie, activité qui est en même temps une activité chimico-calorifique, et de l'activité circulaire. Dans chaque cellule, il se produit une série de combinaisons, de décompositions, de dédoublements qui sont une source continuelle de chaleur, chaleur d'autant plus grande que les réactions chimiques seront plus multipliées. Le sang, en se renouvelant plus souvent, en arrivant en plus grande abondance, maintient par sa présence la température plus élevée et distribue la chaleur plus également.

Mais n'insistons pas sur ces faits qui sont aujourd'hui admis sans conteste.

A priori donc, l'étude des phénomènes que l'on observe au niveau de la glande mammaire, pendant la sécrétion lactée, nous amènerait à conclure que la température de cet organe doit être beaucoup plus élevée qu'à l'état de repos. Si nous n'étions arrivé qu'à ce résultat, notre travail offrirait peu d'intérêt, mais nous espérons pouvoir tirer de nos observations quelques conclusions d'un ordre plus pratique et moins évident.

(1) *Leçons sur la chaleur animale*, 1876.
(2) *Température du corps humain*, tome , 1877

Nous avions d'abord à nous demander quelle est la température locale de la glande mammaire à l'état de repos. Nous avons inutilement cherché dans les divers auteurs quelques renseignements sur ce point; nous n'avons trouvé consignées que les températures des espaces intercostaux. Voici ces températures, d'après les différents auteurs.

D'après Peter, cité par Hunkiarbeyendian (1), la température normale au niveau des espaces intercostaux supérieurs est égale à 35°8.

D'après Brébion (2), elle varierait de 35°5 à 37°.

Pour Redard (3), dans ses premières recherches, il aurait trouvé qu'elle oscille entre 33°5 et 34°5 ; et dans des recherches postérieures, entre 34°6 et 35°5.

Comme on le voit, les chiffres indiqués présentent des différences considérables, suivant les auteurs.

Aussi, avons-nous voulu étudier la question et voir quelle était la température normale de la glande mammaire. M. C. Paul nous ayant gracieusement autorisé à appliquer nos thermomètres dans son service, nous avons pu recueillir un certain nombre d'observations. Nos recherches ont porté sur vingt-deux femmes, convalescentes, sans fièvre, ou atteintes d'une

(1) *Th. de Paris*, page 35, 1880.

(2) *Note sur la topographie de la température de la paroi thoracique à l'état normal.* (*Compte rendu des séances de la Société de biologie*, février 1880.

(3) *Société de biologie*, 23 oct. 1880. — *Recherches cliniques sur la thermométrie locale*) in *Transactions of the international med. Congress*, 7e session, t. II, page 453.)

affection non fébrile. Nous nous sommes servi des thermomètres que nous avons appliqués chez les femmes récemment accouchées, nous avons opéré dans les mêmes conditions, en prenant les mêmes soins. Voici les résultats que nous avons trouvés :

Age.	Température.	Age.	Température.
20	34.3	18	32.3
17	33.3	28	34.3
26	32.4	16	35
48	32.5	17	32.5
27	33.8	50	32
42	32.7	16	33.5
24	32.8	23	34 »
48	33.6	28	32.4
20	34.8	18	35.4
19	35	20	32.2
62	32.2	22	33.7

La température normale du sein varie, comme on le voit par le tableau ci-dessus, dans des limites assez éloignées : chez une jeune fille de dix-sept ans, elle est de 32°5, et chez une autre de seize ans, elle est de 35°. Cependant, nous remarquons que cette température est en général moins élevée chez les vieilles femmes ; ainsi nous avons les chiffres de 32°5, 32°7, 32°2, et même 32° chez des malades âgées de 48, 42, 62 et 50 ans.

Nous ne nous arrêterons pas plus longtemps sur ces détails, qui, tout intéressants qu'ils sont, sont en dehors de notre sujet. Nous laissons à d'autres le soin d'étudier à quoi tiennent des différences si considérables.

Pour nous, qui n'avions besoin que d'un chiffre approximatif, après avoir fait le relevé de nos vingt-deux températures, nous avons pris la moyenne et nous sommes arrivé à conclure que la chaleur locale du sein à l'état de repos est approximativement 33°4, chiffre que nous prendrons comme terme de comparaison.

Pendant les premiers mois qui suivent la conception, nous savons qu'on observe du côté des seins des phénomènes qui sont rangés parmi les signes probables de la grossesse. Dès ces premiers mois, il se produit dans la glande une suractivité nutritive, une multiplication cellulaire, dont témoignent la tension et les picotements ressentis par la femme enceinte, ainsi que les gouttelettes de colostrum que la pression fait sortir du mamelon.

A cette activité glandulaire, doit correspondre une élévation de température. En effet, nous avons pu appliquer nos thermomètres chez cinq ou six femmes arrivées au quatrième ou cinquième mois de leur grossesse, et nous avons constaté que la température prise au niveau du sein variait de 35° à 36°, et même dépassait 36°. Nous regrettons de n'avoir pu examiner un plus grand nombre de femmes, nous aurions pu insister sur ce sujet.

Nous arrivons maintenant à l'étude des variations de température qu'on observe au niveau des seins, immédiatement après l'accouchement et les jours qui suivent.

M. Cauvet avait déjà, comme nous l'avons dit dans notre introduction, étudié ce sujet. Voici les résultats que l'on trouve consignés dans sa thèse.

Pour lui, la température locale du sein atteint un chiffre assez élevé, et oscille dans une limite assez étendue : le minimum serait 37° et le maximum 39°6. Aussi nous ne trouvons pas étonnant qu'il ajoute (page 29) : « La température mammaire est, en général, plus élevée, surtout au moment de la montée du lait, que la température axillaire. »

Les chiffres que nous avons trouvés nous-même sont bien inférieurs à ceux de M. Cauvet. Cette différence tient sans doute au mode d'examen employé. Voici ce que dit M. Cauvet, sur la méthode qu'il a suivie (page 27) :

« Nous nous sommes servi, pour la température mammaire, d'un thermomètre à cuvette plate, offrant au sein une surface représentée par un cercle d'un centimètre et demi de rayon, et que nous appliquions sur le sein, du côté où était le thermomètre à température axillaire, pendant dix minutes environ. »

Nous voulons bien croire que M. Cauvet a pris toutes les précautions pour faire avec exactitude le relevé des températures du sein ; mais il n'en indique aucune. Etait-ce le doigt qui maintenait le thermomètre, un coussinet ou une bande élastique ? Y avait-il une couche d'ouate interposée ? C'est ce que nous ignorons et ce que M. Cauvet a eu le tort d'oublier de dire. Aussi, sans nier l'exactitude de ses résultats qu'il nous est impossible de discuter, il nous est permis de la mettre en doute.

Pour nous, voici ce que nous avons observé. Lorsque la température générale est normale, celle du sein est ordinairement quelque peu inférieure à 36° le jour qui suit l'accouchement. Il est même assez fréquent de la voir subir, après vingt-quatre heures, une baisse de quelques dixièmes de degrés, en rapport avec la chute de la température générale qui a été notée en ce moment par la plupart des observateurs.

Dès le surlendemain, dans la majorité des cas, la température locale des seins s'élève avec rapidité, non pas brusquement, mais avec des oscillations toujours très peu marquées, pour atteindre et bientôt dépasser 36°.

Cette ascension coïncide absolument avec l'apparition des phénomènes locaux qui caractérisent et annoncent la montée du lait : tension, picotements, gêne, douleur, circulation veineuse sous-cutanée. Aussi, quand la sécrétion lactée est retardée, l'élévation de la température mammaire ne se produit plus le second jour, mais le jour même où apparaissent les phénomènes précurseurs de la montée laiteuse.

Ainsi, si nous nous reportons à l'observation X, nous voyons que, chez une femme accouchée le 24 mars, les premiers symptômes locaux se montrent seulement le 28, c'est-à-dire le cinquième jour. La température mammaire qui, jusqu'à ce moment, avait oscillé aux environs de 35°5 monte peu à peu pour dépasser 36°. Voir aussi l'observation XX.

A partir du jour où s'établit la sécrétion lactée, la température locale du sein atteint 36°5-36°6, oscillant autour de ce chiffre, arrivant parfois jusqu'à 36°8 et 36°9 et descendant d'autres fois à 36°.

Quand le lait est abondant, il est très rare que la température s'abaisse au-dessous de ce dernier chiffre. Si l'on observait les femmes accouchées pendant une longue période, il est probable que l'on verrait la courbe thermique descendre peu à peu pour atteindre le chiffre normal 33°4, trouvé plus haut, au moment où cesserait la sécrétion glandulaire. Mais, pendant les neuf ou dix premiers jours qui suivent l'accouchement, nous pouvons dire qu'elle est à peu près stationnaire. Pour en convaincre le lecteur, nous le prions de se reporter aux observations que nous citons plus loin (I à XV). Il verra que dans toutes, l'ascension de la température locale s'est faite comme nous l'avons indiquée et que celle-ci après avoir atteint 36° s'est toujours maintenue au-dessus. Dans toutes aussi, on lit que le lait était abondant.

Nous sommes loin des chiffres indiqués par M. Cauvet; cependant, dans bien des cas, les symptômes locaux ont été très marqués. Toutefois, si la température mammaire n'a pas atteint 38°, 39° et même 39°6, comme dans les observations de notre collègue, elle diffère cependant beaucoup de la température normale. Entre 33°4 et 36°5 que nous pouvons prendre comme moyenne, il y a une différence de 3°, différence notable qui est bien en rapport avec les symptômes locaux qui se produisent au niveau des seins.

Que devient la température mammaire quand la sécrétion lactée est nulle ou peu abondante? Pour résoudre cette question, examinons les observations XVIII, XIX, XVII. Chez les femmes qui en font l'objet, c'est à peine s'il y a eu une légère trace de fluxion mammaire. Chez toutes, également, on ne trouve aucune ascension de la ligne thermique. Ainsi, chez la première (Obs. XVIII) la température locale qui était à 36°2 quelques heures après l'accouchement, tombe dès le lendemain au-dessous de 36° pour ne plus dépasser ce chiffre et osciller autour de 35°5. Chez la seconde (Obs. XIX), qui n'a présenté aucune réaction du côté des seins, la température est encore moins élevée, présentant comme maximum 35°8 et comme minimum 34°. La courbe thermique de la troisième (Obs. XVII) est remarquable par ses grandes oscillations, atteignant parfois 36° et retombant douze heures après à 34°7, 34°4 et même 34°.

Quand la sécrétion lactée est d'abondance moyenne, la marche de la température est pour ainsi dire intermédiaire entre celle de la sécrétion abondante et celle de la sécretion nulle. Voyez les observations XX, XXI, XXII et XXIII. La température s'élève encore au-dessus de 36°, mais cette élévation se fait beaucoup plus lentement, et c'est à peine si elle dépasse ce chiffre de 1 ou 2 dixièmes de degré. Chez les unes (Obs. XX et XXII) elle n'atteint 36° que le quatrième jour, chez une autre (Obs. XXI) le troisième jour. Puis, remarquons que cette élévation ne persiste pas, la température s'abaissant quelques heures après à 35°2, 35°4, 35°7 pour alterner entre ces chiffres et le premier, 36°2, contrairement à ce qu'on observe quand le lait est abondant ; alors la température se maintient toujours au-dessus de 36°.

Entre la courbe thermique de la sécrétion abondante et celle de la sécrétion nulle ou peu marquée, il existe donc une différence capitale. Dans le premier cas, dès le second jour, la température s'élève presque brusquement au-dessus de 36° pour ne jamais plus descendre au-dessous, du moins dans les premiers jours. Dans le second, la température mammaire n'atteint pas 36° ou ne l'atteint que lentement le troisième ou quatrième jour; de plus elle ne s'y maintient pas, descendant presque immédiatement à 35°5, 35°6, etc.

Nous sommes donc encore ici en désaccord avec M. Cauvet, lorsqu'il dit (page 30) : « Quant aux relations qui peuvent exister entre la température mammaire et l'abondance du lait, si elles sont un peu plus étroites que celles qui existent entre cette même abondance et la température axillaire, elles restent cependant peu manifestes. » Nous trouvons au contraire que ces relations sont très manifestes, puisque, et nous insistons sur ce point, le seul examen de la marche de la température locale des seins permet de dire à l'avance si la sécrétion sera abondante ou non.

Il nous a paru intéressant de rechercher comment est modifiée la courbe thermique, lorsque l'enfant naît mort, ou qu'il est confié à une nourrice. Dans le premier cas, les résultats sont assez contradictoires. Ainsi, nous voyons (Obs. I) que, l'enfant étant expulsé à six mois, mort et macéré, le lait n'en a pas moins été abondant et la courbe très élevée, quoique la femme ne nourrît pas. D'autres fois, au contraire (Obs. XVII et XXVIII), la sécrétion est nulle ou à peine marquée et la température mammaire demeure très abaissée ou présente des grandes oscillations, comme nous l'avons déjà indiqué.

Dans le second cas, lorsque la mère, après avoir donné le sein à son enfant pendant quelques jours, le confie à une nourrice, on voit que la température du sein, après s'être élevée et maintenue au degré en rapport avec l'abondance de la sécrétion, s'abaisse graduellement à partir du jour où l'enfant quitte sa mère, pour tomber à 35° et même au-dessous. En même temps la tension et les autres symptômes s'améliorent et disparaissent, le lait devient beaucoup moins abondant et plus séreux (Obs. XXIV, XXV, XXVI, XXVII).

Les résultats qui précèdent sont encore une nouvelle preuve des relations évidentes qui existent entre la marche de la température mammaire et la sécrétion lactée.

Nous ne nous sommes pas occupé jusqu'à présent de la température générale. Voyons ce qu'elle devient. Nous savons aujourd'hui, grâce surtout aux travaux de Chantreuil, que la fièvre de lait est exceptionnelle, si tant est qu'elle existe. Nos propres observations viennent ici confirmer l'avis de tous les accoucheurs actuels.

En effet, si nous comparons les courbes de la température générale avec les courbes de la température mammaire, nous voyons que celle-ci n'a aucune influence sur celle-là. Nos recherches sont très concluantes. Ainsi (Obs. I) la température du sein monte de 35°4 à 36°9, c'est-à-dire de 1°5, et la température de l'aisselle varie à peine de 37°2 à 37°6. Il en est de même pour les femmes qui font le sujet des observations II, III et IV.

Cette différence est surtout frappante au moment de l'apparition des premiers phénomènes locaux, lors de l'ascension rapide de la température mammaire. En voyant les seins gonflés, tendus, douloureux, recouverts d'un riche lacis veineux ; en percevant avec la main la chaleur de ces organes, on serait tenté de croire à une élévation de la température générale. Il n'en est rien. La température mammaire monte de 2°, comme dans l'observation V, et la température de l'aisselle reste stationnaire, au-dessous de 38°. On peut parcourir toutes nos observations, elles sont toutes plus probantes les unes que les autres. Si, un jour, on remarque un léger mouvement febrile, on en trouve immédiatement la cause : tantôt, c'est une excoriation au niveau du mamelon (Obs. IX), tantôt de la constipation ou de la diarrhée (Obs. VI et XXVI), parfois des lochies fétides (Obs. XIX).

Nous pouvons donc conclure que la température du sein, et, par conséquent, la montée du lait n'influe en rien sur la température générale. Cela avait déjà été bien établi, mais nous croyons que la comparaison des courbes thermiques est une des preuves les plus claires et les plus convaincantes de cette vérité.

Il n'en est pas de même de l'influence de la chaleur générale sur la température mammaire. Nous avons recueilli trois observations qui montrent que cette influence existe et même est très frappante.

Dans la première (Obs. XXIX), une rétention de débris de membranes détermine un violent frisson avec une élévation de température de 40 6. Aussitôt, le thermomètre placé au niveau du sein indique une ascension correspondante de 37°9. Puis, les jours suivants, sous l'influence des injections intra-utérines avec la liqueur de Van-Swieten, les deux courbes s'abaissent comparativement, jusqu'à l'époque de la montée du lait, où elles reprennent leurs caractères normaux.

Dans la seconde (Obs. XXX). la température générale s'élève peu à peu de 37°8 à 39°7, il en est de même de la température mammaire qui passe successivement de 35°9 à 36°2, 37°1, 38° et 38°5. La fièvre de ces premiers jours était due à une rétention de débris placentaires. Elle va en diminuant pour remonter à 40°5, sous l'influence d'une éruption hydrargyrique généralisée. La température locale des seins suit ces oscillations, descendant à 36°6, pour atteindre 37°,9 Les jours suivants, la fièvre cesse, et alors on voit reparaître pour le sein la courbe thermique de la sécrétion lactée : 36°6, 36°5, 36°3; car ici, le lait est très abondant.

La troisième observation (Obs. XXXI) n'est pas moins précise. A la suite d'un accouchement provoqué, accouchement long et douloureux, terminé heureusement par la version pelvienne, la malade présente, comme cela a très souvent été noté après un travail prolongé, des températures générales assez élevées : 39°, 40° même, températures qui tombent successivement à 39°3, 38°8, 38°4. Ici encore, la température locale suit une marche parallèle. A 39° dans l'aisselle, correspond 37° au sein; à 40°, 38°8; à 39°3, 37°6, à 38°8, 37°3, etc.

Et aussitôt que, sous l'influence du repos seul, la température axillaire est revenue à l'état normal, on voit apparaître au niveau de la glande, les chiffres de la sécrétion lactée 36°3, 36°6 correspondant à 37°4, 37°5, etc.

A ces trois observations si nettes, nous pourrions joindre les cas où un léger mouvement fébrile causé par un trouble quelconque de l'économie, détermine une élévation de température correspondante du côté des seins.

Ainsi (Obs. VI), on voit, sur l'influence d'une constipation datant de quatre à cinq jours, la température axillaire monter de 37° à 38°5 et la température mammaire varier de 36°1 à 37°.

Quelques heures après une application de forceps (Obs. VII), le thermomètre marque dans l'aisselle 39° pour marquer le lendemain seulement 37°3. Ici encore la température mammaire, qui était le premier jour à 36°3 tombe le second jour à 34°7.

Nous ne multiplions pas ces exemples. Ils nous suffisent, croyons-nous, pour prouver que la température locale du sein suit les grandes oscillations de la chaleur générale.

OBSERVATIONS

Observation I.

S. Denger, âgée de 23 ans, secundipare. A nourri son premier enfant pendant six mois. Accouchée le 7 mai, à minuit, après deux heures de travail. Avortement de six mois dû à la syphilis. Les seins sont souples et non tendus.

8 mai. — L'état local est le même; quelques picotements.

9 mai. — La tension et la gêne sont plus marquées. La sécrétion commence à s'établir. Dans la journée, les symptômes locaux augmentent d'intensité.

10 mai. — L'état des seins est le même. Pansement à l'acide borique.

11 mai. — Amélioration notable. La sécrétion lactée est abondante.

12 et 13 mai. — Aucun changement.

	Aiss. droite.	Sein droit.		Aiss. droite.	Sein droit.
7 Matin	37.3	35.8	7 Soir	37.4	35.4
8	37.3	36.3	8	37.3	36.5
9	37.6	36.9	9	37.6	36.7
10	37.3	36.4	10	37.4	36 6
11	37.5	36 2	11	37.5	36.4
12	37.2	36.5	12	37.4	36 7
13	37.2	36.4	13	37.6	36.5

Observation II.

Alph. Raquin, âgée de 25 ans, primipare. Accouchée le 27 avril, à 3 heures du matin. Quoique non tendus, les seins sont un peu fermes. Colostrum abondant.

28 avril. — L'état local est le même.

29 avril. — Les seins sont tendus et douloureux. Apparition de la sécrétion lactée.

30 avril. — Les symptômes locaux ont augmenté. Lobule glandulaire dans l'aisselle. La sécrétion lactée est très abondante.

1er et 2 mai. — L'état local ne se modifie pas. Pansement.

3, 4 et 5 mai. — La tension va en diminuant peu à peu. Le lait est toujours aussi abondant.

	Aiss. droite.	Sein droit.		Aiss. droite.	Sein droit.
27 Matin	37.7	35 9	27 Soir	37.8	35 4
28	37.5	35.8	28	38	36.3
29	38.1	36 4	29	37.7	36.8
30	37.9	36 2	30	38.1	36.4
1	37.4	36.3	1	37.7	36.7
2	37.6	36.4	2	38	36 4
3	37.6	35.5	3	37.8	36.5
4	37 2	36 4	4	37 8	36.6
5	37.6	36.4	5	37.7	36.7

Observation III.

A. Raguin, âgée de 39 ans, primipare. Accouchée le 26 avril, au soir, après cinquante-quatre heures de travail et une application de forceps. Aucun incident consécutif.

27 avril. — Au matin, les seins sont souples. Quelques gouttes de colostrum.

28 avril. — L'état local est le même.

29 avril. — Tension des seins, accompagnée d'élancements douloureux, surtout quand l'enfant tette. La sécrétion commence à bien s'établir.

30 avril. — Les symptômes locaux, qui ont augmenté dans la journée d'hier, sont encore plus intenses ce matin. Pansement des seins.

1er mai. — Pas de modifications. La sécrétion est abondante.

2 mai. — Légère amélioration qui va en s'accentuant jusqu'à la sortie de la malade. Le lait est toujours abondant.

	Aiss. droite.	Sein droit.		Aiss. droite.	Sein droit.
27 Matin	37.2	35.5	27 Soir	37.3	35.2
28	37.4	36.2	28	38 2	36.6
29	37.8	36 5	29	37.5	36.8
30	37 7	36.6	30	37.9	36.7
1	37.4	36	1	37.2	36.5
2	37.3	36.1	2	37.8	37
3	37.4	36.5	3	37.6	36.6
4	37.5	36.6	4	38.3	37
5	37.4	36.5	5	37.8	36.9
6	37.4	36.5	6	»	»

Observation IV.

Mme Delahalle, âgée de 34 ans. A déjà eu trois enfants. A nourri seulement le dernier (1882) pendant treize mois. Accouchée le 21 mai, à 4 heures du soir.

Les 22 et 23 mai. — Les seins sont souples et non douloureux. Le colostrum est abondant.

24 mai. — Les seins sont plus tendus, mais non douloureux. La sécrétion commence à s'établir.

25 mai. — L'état local est le même. Le lait est abondant. Rien de nouveau jusqu'à la sortie.

	Aiss. droite.	Sein droit.		Aiss. droite.	Sein droit.
22 Matin	37.1	35.8	22 Soir	37.3	36 2
23	37.2	35.2	23	37.5	36.1
24	37.6	36 3	24	37.6	36 5
25	37.3	36.4	25	37 7	36.8
26	37.5	36.5	26	37.2	36.5
27	37.3	36.6	27	37.5	36 7
28	37 6	36.6	28	37.5	36.8

Observation V.

L. Hoquet, âgée de 22 ans, secundipare. N'a pas nourri son premier enfant. Accouchée le 2 avril, à 3 heures du matin. Les seins sont souples et non tendus.

3 avril. — L'état local est le même.

4 avril. — Les seins sont durs et tendus, assez douloureux. La sécrétion commence à s'établir.

5 avril. — Aucune modification.

6 avril. — Amélioration notable. Plus de tension ni de douleurs. La sécrétion lactée est abondante.

7, 8, 9 avril. — L'état des seins n'a pas changé.

	Aiss. droite.	Sein droit.		Aiss. droite.	Sein droit.
2 Matin	37.8	35	2 Soir	38	35.4
3	37.9	36.5	3	38	36.9
4	37.6	36.2	4	37.9	36.8
5	37.8	36.7	5	37.9	36 9
6	37.2	36.3	6	37.5	36.6
7	37.7	36.2	7	37.8	36.9
8	37.7	36 5	8	37.8	36.8
9	37.2	36.2	9	»	»

Observation VI.

Mme Jahandier, âgée de 24 ans, primipare. Accouchée le 31 mars, à 10 heures du soir.

Dès le 2 avril, les seins sont un peu tendus, mais non douloureux.

3 avril. — Les symptômes locaux sont plus accusés. Quelques picotements. La sécrétion lactée s'établit et est assez abondante.

4 avril. — Amélioration notable. Le lait est très abondant. Outre son enfant, la mère nourrit un et parfois deux autres enfants.

Les jours suivants, on ne remarque rien d'anormal. La sécrétion est toujours aussi abondante.

Nota. — Le 5 avril au soir, il y avait un peu d'anorexie due à une constipation datant de quatre à cinq jours et qui céda à un lavement à la glycérine.

	Aiss. droite.	Sein droit.		Aiss. droite.	Sein droit.
1 Matin	»	»	1 Soir	37.6	35.8
2	37.4	36	2	37 8	36 2
3	37.1	36.3	3	37 2	36 2
4	37.2	36.4	4	37.5	36 4
5	37	36.1	5	38.5	37
6	37.2	36.2	6	37.2	36.3
7	37.6	36.2	7	37.6	36.5
8	37.2	36	8	37	36.5
9	37	36.1	9	37.3	36

Observation VII.

Mme Bove, âgée de 32 ans, primipare. Accouche le 3 avril, à 6 heures du matin, avec l'aide du forceps.

3 et 4 avril. — Les seins ne présentent aucun symptôme, si ce n'est un léger degré d'engourdissement.

5 avril. — Les seins sont tendus et douloureux.

6 avril. — Ces symptômes s'accentuent et nécessitent le pansement. Pas de réaction générale.

7 et 8 avril. — Les phénomènes locaux vont en s'améliorant. La sécrétion lactée est bien établie et abondante.

	Aiss. droite.	Sein droit.		Aiss. droite.	Sein droit.
3 Matin	39	36.3	3 Soir	38 6	35.6
4	37.3	34.7	4	37.4	35.7
5	37.7	36.9	5	37.8	36.5
6	37.8	36.3	6	38	36.7
7	37.5	36.4	7	37.8	36.6
8	37.6	36.2	8	37.9	36.5
9	37.9	36	9	38	36
10	37.6	36.2	10	»	»

Observation VIII.

L. Marchand, âgée de 29 ans. A déjà eu deux enfants qu'elle a nourris pendant deux mois chacun. Accouchée le 18 mai, à 3 heures du matin. Les seins sont souples et non tendus. De même le 19.

20 mai. — Seins assez douloureux, à peine tendus. La sécrétion lactée s'établit.

21 mai. — La tension est un peu plus grande.

22 mai. — L'état local est le même. La sécrétion lactée est abondante.

Rien de nouveau jusqu'à la sortie le 26 mai.

	Aiss. droite.	Sein droit.		Aiss. droite.	Sein droit.
18 Matin	37.2	36·2	18 Soir	37.2	36.1
19	37.3	35.6	19	37.3	35.9
20	37.1	36	20	37.3	36.1
21	37.2	36.5	21	37.5	36.5
22	37.3	36.3	22	37.7	36.5
23	37.3	36.1	23	37.7	36.6
24	37.3	36.2	24	37.9	36.5
25	37.5	36.4	25	37.6	36.4
26	37.7	36.2	26	»	»

Observation IX.

Mme Brunaire, âgée de 23 ans, secundipare. A nourri son enfant pendant six mois. Accouchée le 23 mai à 7 heures du soir.

Le 24, les seins sont souples et non tendus, indolores.

25 mai. — Un peu de tension au niveau des seins.

26 mai. — La tension a augmenté ainsi que la gêne et les picotements. La sécrétion commence à s'établir.

27 et 28 mai. — Le lait est abondant. Les symptômes locaux diminuent.

L'amélioration continue jusqu'à la sortie, 1er juin.

	Aiss. droite.	Sein droit.		Aiss. droite.	Sein droit.
24 Matin	37 7	36	24 Soir	37 8	36.4
25	37 6	36.2	25	37.9	36.5
26	37.7	36.6	26	38.3	36.7
27	37 8	36.5	27	38.2	36.6
28	38	36.4	28	38.3	36 5
29	37.5	36.3	29	37 9	36.6
30	37.6	36.2	30	37.8	36 6
31	37.6	36.3	31	37.8	36.7

Observation X.

Mme Ritz, âgée de 37 ans, secundipare. A nourri son premier enfant huit mois. Dès le 24 mars, jour de son accouchement, le mamelon donne à la pression un colostrum abondant. Il en est de même les jours suivants ; c'est à peine s'il y a un peu de gonflement. Mais, à partir du 28 mars, les symptômes locaux : picotements, tension apparaissent en même temps que la sécrétion lactée s'établit.

29 mars. — La tension et la gêne augmentent, et le lait devient de plus en plus abondant.

30 mars. — L'état des seins s'améliore.

	Aiss. droite.	Sein droit.		Aiss. droite.	Sein droit.
24 Matin	38	36.3	24 Soir	37.5	36.2
25	37.4	35 7	25	37 7	35.5
26	38.4	35.9	26	38	35 7
27	37 5	35 4	27	37.8	35.6
28	37.8	35.7	28	37.4	35.7
29	37.2	36.3	29	37.9	36.2
30	37.2	36.4	30	37.4	36.7

Observation XI.

Mme Falguier, âgée de 29 ans. A eu deux enfants qu'elle a nourris. Accouchée le 24 mai, à 11 heures du soir.

25 et 26 mai. — Les seins sont souples, non tendus.

27 mai. — Un peu de gêne et de tension. La sécrétion commence à s'établir.

28 mai. — Les symptômes locaux s'accentuent. Le lait est très abondant.

Les jours suivants, ces symptômes s'améliorent, quoique la secrétion soit toujours la même.

	Aiss. droite.	Sein droit.		Aiss. droite.	Sein droit.
25 Matin	37 3	36.4	25 Soir	37 3	36.4
26	37.3	36.2	26	37.7	36 6
27	37 4	36 8	27	37.3	36.5
28	37.3	36.5	28	37.8	36 6
29	37.1	36.3	29	37.4	36.6
30	37.2	36.4	30	37.5	36.7
31	37.4	36.2	31	37.6	36 5
1er juin	37.1	36.1	1er juin	37.6	36.4

Observation XII.

Mme Potier, âgée de 20 ans, primipare, enceinte de 8 mois, accouche le 7 mai à 10 heures du soir.

8 mai. — Les seins sont souples, le colostrum abondant.

9 mai. — Un peu de tension et quelques picotements.

10 mai. — L'état local est le même. La sécrétion lactée commence à s'établir.

Les jours suivants, les phénomènes de réaction disparaissent. Le lait est assez abondant.

	Aiss. droite.	Sein droit.		Aiss. droite.	Sein droit.
8 Matin	37.5	35.8	8 Soir	38 2	37
9	37.4	35.5	9	37 4	36.1
10	37 6	35.8	10	37.6	36 2
11	37.5	36.3	11	37.5	36.2
12	37.6	36.5	12	37.5	36.5
13	37.5	36.4	13	37.3	36.4
14	37.6	35.8	14	37 6	36
15	37.5	35 9	15	37.8	36
16	37.3	35.9	16	37.5	35.9

Observation XIII.

Mme Lombardi, âgée de 24 ans, primipare, accouche le 17 mai, dans la journée. Ce jour et le lendemain, on n'observe aucune gene du côté des seins.

19 mai. — Un peu de tension et de gonflement.

20. — Les seins sont très douloureux par suite d'une excoriation siégeant aux deux mamelons.

21 mai. — L'état local est le même. La sécrétion est très abondante. Depuis deux jours on panse les seins.

22 mai. — Amélioration marquée qui continue jusqu'à la sortie.

	Aiss. droite.	Sein droit.		Aiss. droite.	Sein droit.
17 Matin	»	»	17 Soir	38.4	35.2
18	37.2	35.6	18	37.3	36
19	37	35.6	19	37.7	36.4
20	37.3	36	20	38.3	36.7
21	37.6	36.1	21	38.7	37.2
22	37.2	36	22	37.5	36.4
23	37.3	36.1	23	37.1	36.1
24	37	35.9	24	37.5	36.3

Observation XIV

Mme Devilier, âgée de 21 ans, secundipare, a nourri son premier enfant. Elle accouche le 29 avril à 2 heures du matin. Jusqu'au 1er mai, les seins sont souples et indolores. Le 1er mai, survient un peu de tension accompagnée de douleurs, surtout marquées quand l'enfant tette.

2 mai. – Quelques picotements. Les seins sont assez peu tendus. Cependant la sécrétion est bien établie.

3 mai. — L'état local est toujours satisfaisant.

Il en est de même les jours qui suivent. Le lait coule en abondance moyenne.

	Aiss. droite.	Sein droit.		Aiss. droite.	Sein droit.
29 Matin	37.4	35.5	29 Soir	37.7	35.2
30	37.3	35.7	30	37.9	36.1
1er mai	37.3	35.9	1er mai	37.7	36.3
2	37.4	36	2	38.4	36 5
3	37.3	36	3	37.6	36.2
4	37.3	35.8	4	37.5	36.2
5	37.4	36	5	37.6	36.1
6	37.3	35.9	6	»	»

Observation XV.

Ang. Denbraccio, âgée de 28 ans, secundipare. N'a pas nourri son premier enfant. Elle accouche le 14 mai, à 11 heures du soir.

15 et 16 mai. — Aucun symptôme du côté des seins.

17 mai. — Douleurs et tension qui accompagnent le début de la sécrétion lactée.

18 et 19 mai. — L'état local est le même, la sécrétion abondante est bien établie.

Les symptômes locaux disparaissent peu à peu, le 20 et le 21 mai.

	Aiss. droite.	Sein droit.		Aiss. droite.	Sein droit.
15 Matin	37.2	36.2	15 Soir	37.2	36.3
16	37.2	36	16	37.3	36.3
17	37.3	36.2	17	37	36.3
18	37	35.8	18	37.3	36 1
19	37	36	19	37.3	36 6
20	37.6	36.2	20	37.9	36.6
21	37.3	36.2	21	37.5	36.7

Observation. XVI.

Jeanne Per, âgée de 27 ans, de trois enfants qu'elle a eus n'a nourri que le dernier. Elle accouche le 14 mai, à 8 heures du matin.

Le 14 et le 15 mai. — Les seins sont souples et non tendus.

Le 16 mai, ils commencent à durcir. La tension et la gêne augmentent le 17, et la sécrétion s'établit.

18 mai. — Diminution des symptômes locaux. Le lait est très peu abondant.

19, 20, 21, 22 mai. — Les symptômes locaux disparaissent presque entièrement. Le lait est toujours en petite quantité.

	Aiss. droit.	Sein droite.		Aiss. droite.	Sein droit.
14 Matin	37.4	36 3	14 Soir	38.3	36
15	37 3	35.9	15	38	35.5
16	37.5	35.4	16	37.4	36.2
17	37.4	35.9	17	37.8	36
18	37.3	35.6	18	37.5	35.5
19	37.5	35.4	19	37.1	35.7
20	37.1	35.6	20	37.6	35
21	3[illegible].5	35.6	21	37.8	35.6
22	37.2	35.4	22	»	»

Observation XVII.

Mme Jouvellier, âgée de 43 ans, tertipare, n'a nourri aucun de ses enfants. Céphalotripsie faite par M. Pinard, le 1er avril au matin.

Pendant tout son séjour à l'hôpital, les seins ont été souples, ni tendus, ni douloureux, c'est à peine si la pression fait sortir quelques gouttes de colostrum.

	Aiss. droite.	Sein droit.		Aiss. droite.	Sein droit.
1	Matin »	»	1	Soir 38.8	35 6
2	37	34.5	2	38	34
3	37.4	35.6	3	38.4	36
4	37.6	34.7	4	39	36
5	37.7	34.4	5	38.2	35.2
6	37.7	35.2	6	38.8	35.7
7	37.8	34.4	7	38 7	35.8
8	37 6	35.1	8	37.8	34.5
9	37.5	34	9	38.2	34.2

Observation XVIII.

Céline Piedaniel, âgée de 30 ans, secundipare, n'a pas nourri son enfant. Elle accouche le 20 mars, à 2 heures du matin.

Pendant les huit jours qui ont suivi son accouchement, à peine y a-t-il eu trace de fluxion mammaire.

	Aiss. droite.	Sein droit.		Aiss. droite.	Sein droit.
20	Matin »	»	20	Soir 37.6	36 2
21	37 8	34 9	21	37 6	35 2
22	37.4	35 6	22	37.3	35.4
23	37.2	35.5	23	37.4	35.4
24	37	35 8	24	37.3	35.3
25	37 2	35 4	25	37.6	35.8
26	37.6	35.5	26	37	35.6
27	37	35 2	27	»	»

Observation XIX.

Phil. Van Honpœg, âgée de 36 ans, secundipare, n'a pas nourri son enfant. Elle accouche le 30 mars, à midi. Les seins sont souples et non douloureux, la glande peu développée. A peine une goutte de colostrum.

Le 31 mars et le 1er avril, l'état local ne se modifie pas, quoique la sécrétion lactée commence à s'établir.

Il en est de même les jours suivants, le lait étant toujours peu abondant. Quant aux températures axillaires assez élevées, elles paraissent dues aux lochies auxquelles de fréquentes injections vaginales parviennent à peine à enlever leur fétidité. Quoi qu'on puisse lui dire, la femme sort le 7 avril.

	Aiss. droite.	Sein droit.		Aiss. droite.	Sein droit.
30 Matin	»	»	30 Soir	37 5	34 2
31	37	35	31	37.6	34
1	37 7	34.1	1	37.1	34
2	37.4	35.2	2	38	35,4
3	37 5	34.7	3	38.4	35.8
4	37.6	34.4	4	37 4	34 2
5	38.2	34 7	5	38 2	34.8
6	37.6	34.5	6	37.9	34.5

Observation XX.

Adèle Ruti, âgée de 30 ans. A eu quatre enfants tous nourris au sein par la mère, accouche le 27 mars au matin.

Jusqu'au 29, les seins sont souples et non douloureux. Ce jour, la sécrétion commence à s'établir, accompagnée de douleurs et de tension. Il y a même sur le mamelon droit une crevasse assez douloureuse, mais pas de lymphangite. Pansement à l'acide borique.

30 mars. — L'état local est le même, mais la douleur due à l'excoriation est moins vive.

31 mars. — Le sein n'est plus douloureux. La sécrétion lactée est bien établie, mais assez peu abondante.

L'état local reste satisfaisant jusqu'à la sortie.

	Aiss. droite.	Sein droit.		Aiss. droite.	Sein droit.
27 Matin	37.2	35.3	27 Soir	37 8	36
28	37	35 6	28	36.9	35.4
29	37	35 3	29	37	35 5
30	37	35.8	30	37.5	36 2
31	37.2	35.5	31	37 4	36.2
1er avril	37	35 8	1er avril	37 2	36.1
2	37.2	35.6	2	37.2	36.2
3	37.1	36	3	»	»

Observation XXI.

Angél. Ziégler, âgée de 30 ans, secundipare. A nourri son

premier enfant. Elle accouche le 17 mars avant la visite. Le 18 mars, au soir, les seins jusque-là souples et non tendus deviennent plus volumineux.

19 mars — Quelques élancements pendant la nuit. Les seins sont plus tendus et plus durs. La sécrétion n'est pas encore bien établie.

20 et 21 mars. — L'état local est le même, la sécrétion est d'abondance moyenne.

Les jours suivants, la tension diminue.

	Aiss. droite.	Sein droit.		Aiss. droite.	Sein droit.
17 Matin	37 2	35.5	17 Soir	37.5	35.9
18	37.7	35.1	18	37.3	35.8
19	37 2	35.4	19	37.4	36.4
20	37 2	35 6	20	37.2	36
21	37 2	35.8	21	37.6	36.3
22	36.8	35.8	22	37 5	35.8
23	37	35.8	23	36.9	36.1

Observation XXII.

Mme Rohmer, âgée de 38 ans, primipare. Accouchée dans la journée du 16 mars. Jusqu'au 18 mars, les seins sont souples et donnent quelques gouttes de colostrum.

18 mars. — Quelques élancements qui augmentent d'intensité le 19. Ce jour, les seins sont volumineux et durs. La sortie du lait se fait même en dehors des tetées.

20 et 21. — L'état local ne change pas. Le lait est très séreux.

22, 23, 24. — Les symptômes locaux s'améliorent. Le lait, assez abondant est toujours très séreux.

	Aiss. droite.	Sein droit.		Aiss. droite.	Sein droit.
16 Matin	»	»	16 Soir	38 1	35 1
17	37.3	36.1	17	38.3	35.5
18	37.2	35.8	18	37.5	36.»
19	37 3	36 2	19	37	35.8
20	37	36	20	37 5	35 4
21	37.7	35.3	21	37.8	35.8
22	37 3	35.8	22	37.2	35.5
23	37.5	35.4	23	37.2	35.5

Observation XXIII.

Eugénie Villette, âgée de 26 ans, secundipare, n'a pas nourri son enfant. Elle accouche le 15 mai à 5 heures du matin. Les seins sont souples et non tendus jusqu'au 17 mai. Dans la journée, apparaissent quelques élancements accompagnant une tension assez prononcée, en même temps que s'établit la sécrétion lactée.

18 mai. — L'état local ne s'est pas modifié.

19 et 20 mai.— La sécrétion lactée, d'abondance moyenne, est bien établie. Plus de douleurs ni de tension.

21 et 22 mai. — Aucun changement.

	Aiss. droite.	Sein droit.		Aiss. droite.	Sein droit.
15 Matin	37.4	35.5	15 Soir	37.2	35.3
16	37.1	35.7	16	37.2	36.1
17	37.4	36.1	17	37.6	36.3
18	37.5	36.2	18	37.2	36 2
19	37	35 8	19	37.3	35.9
20	37.3	35 5	20	37.5	35.7
21	37 3	35.7	21	37.3	35.9
22	37.5	35.8	22	37.3	36.1

Observation XXIV.

Félicie Basile, âgée de 22 ans, a eu deux enfants qu'elle n'a pas nourris. Elle accouche le 15 mai, à 3 heures du matin. Dès le jour même son enfant est confié à une nourrice.

Les phénomènes qui accompagnent la montée du lait, tension, gêne et endolorissement n'apparaissent que le 17 mai La sécrétion commence à s'établir.

18 mai. - L'état local est le même.

19 et 20 mai. — Les symptômes dus à la montée du lait disparaissent à part la tension qui persiste un peu plus longtemps. La sécrétion est à peine marquée.

21 et 22 mai. — Pas de changements. Le lait est toujours très peu abondant.

	Aiss. droite.	Sein droit.		Aiss. droite.	Sein droit.
15 Matin	37 3	36.2	15 Soir	37	36
16	36 8	35	16	37.5	35 9
17	37.2	35.6	17	37.6	36
18	37.3	36.3	18	37.8	36.6
19	37.2	35.8	19	37.8	35.9
20	37.4	35 5	20	37 5	35.5
21	37.3	34.7	21	37	34.8

Observation XXV.

Jeanne Buret, âgée de 27 ans, primipare, accouchée le 17 mars au matin.

Dès le 18 mars, elle éprouve de fréquents élancements au niveau des seins, qui, le lendemain, très volumineux et très tendus, nécessitent le pansement. Pas de symptômes géneraux. La sécrétion est très abondante.

20 mars. — L'enfant quitte sa mère et est envoyé en nourrice. L'état local ne s'est pas modifié.

A partir de ce jour les symptômes s'améliorent, la quantité de lait diminue, en même temps qu'il devient plus séreux. Le pansement a été supprimé le 23.

	Aiss. droite.	Sein droit.		Aiss. droite.	Sein droit.
17 Matin	37 4	35.5	17 Soir	37.9	35.4
18	37 4	34 9	18	37.2	35.6
19	37.2	36.1	19	37 8	36.4
20	37.4	36.1	20	37 3	36 5
21	37	36.2	21	37 7	36.5
22	37 2	35.6	22	37.4	35.9
23	37 2	36.2	23	37.6	35.4
24	37.2	34.8	24	»	«

Observation XXVI.

Blanche Gassin, secundipare, n'a pas nourri son premier enfant. Elle accouche le 22 mai, à 5 heures du matin.

24 mai. — Les seins sont très tendus et douloureux. La sécrétion commence à s'établir. L'enfant est confié à une nourrice.

25 mai. — Les symptômes locaux s'accentuent et nécessitent le pansement. Le lait est plus abondant.

26 mai. — Légère amélioration.

27 mai — La tension et la gêne ont beaucoup diminué. Les symptômes locaux disparaissent peu à peu. Le lait très séreux diminue beaucoup de quantité.

	Aiss. droite.	Sein droit.		Aiss. droite.	Sein droit.
22 Matin	37.4	36.6	22 Soir	37.8	36.8
23	37.7	36.1	23	37 5	35.9
24	37.1	36.2	24	37 4	36 6
25	37.7	36 3	25	38 2	36.8
26	37.3	36.2	26	38	36
27	37.3	35.8	27	37.2	36
28	37 5	35.7	28	37.5	35 7
29	37.2	35.5	29	37.8	35.7
30	37	35.3	30	37 4	35.6
31	37.4	35.5	31	37.4	35.8

Le 25, au soir, il y a une diarrhée abondante.

Observation XXVII.

Mme Malfait, âgée de 22 ans, primipare, accouche le 26 mars, à 2 heures du matin.

Le 27 au soir, les seins sont un peu sensibles, mais souples.

28 mars. — Les seins sont très gonflés et très tendus Il y a de la gêne et des picotements. L'enfant quitte sa mère.

29 mars. — La tension et la douleur sont toujours aussi considérables. Pansement des seins. La sécrétion est d'abondance moyenne.

30 et 31. — Les symptômes locaux ont beaucoup diminué d'intensité. Le lait est aussi moins abondant. Le 1er avril, la mère quitte l'hôpital, les seins encore un peu tendus.

	Aiss. droite.	Sein droit.		Aiss. droite.	Sein droit.
26 Matin	38 3	35	26 Soir	37.3	34.6
27	37.4	35	27	37.1	34 4
28	37.1	35.4	28	37.6	35 3
29	37 5	35.6	29	37.6	35.8
30	37.5	35.2	30	37.3	35 4
31	37.2	35	31	37.2	35.2
1er avril	37.4	35	1er avril	37	35.1

Observation XXVIII

Caroline Schummacker, âgée de 21 ans, primipare, accouche le 7 mai, à huit mois, d'un enfant mort et macéré (syphilis).

Pendant son séjour à l'hôpital, on observe à peine quelques symptômes locaux du côté des seins. La sécrétion est à peine marquée.

	Aiss. droite.	Sein droit.		Aiss. droite.	Sein droit.
7 Matin	37.8	36 2	7 Soir	37.8	35.5
8	37.2	36	8	37 6	35.8
9	37 4	35.2	9	37.9	36.4
10	37 4	34.8	10	38	35 8
11	37.1	36.2	11	37.6	36.1

Observation XXIX.

Elisabeth Walliser, âgée de 32 ans, primipare, accouche dans la soirée du 24 mars. La délivrance faite une demi-heure après l'expulsion du fœtus, amène des membranes déchirées, quelques débris restant dans la cavité utérine. La journée du 25 se passe normalement. Mais le 26, la malade est prise d'un violent frisson, accompagné de l'expulsion de quelques débris de membranes. Le ventre est douloureux à la pression. Anorexie, céphalalgie. Pas de vomissements.

27 mars. — Les symptômes généraux ont diminué. Le ventre est encore un peu douloureux.

28 mars. — Le ventre devient plus sensible, la langue est sèche, la céphalalgie plus intense. On fait dans l'utérus une injection avec la liqueur de Van-Swieten et on la renouvelle le soir.

29 mars. — Grande amélioration accompagnée d'une diarrhée abondante.

Les jours suivants, le mieux persiste en s'accentuant.

Sécrétion lactée. — Jusqu'au 30 mars, les seins ont été

souples, non douloureux, la sécrétion étant à peu près nulle. A partir de ce jour, les symptômes locaux : picotements, tension apparaissent quoique peu accusés. La sécrétion s'établit lentement et jusqu'à la sortie est peu abondante.

	Aiss. droite.	Sein droit.		Aiss. droite.	Sein droit.
25 Matin	37 7	36 3	25 Soir	37.2	35 8
26	38	37.2	26	40 6	37 9
27	38.3	36.7	27	39	36.9
28	39.1	36 6	28	38.6	35.4
29	38 2	34.8	29	38 2	34 9
30	37.4	34.2	30	38.5	35.5
31	37.2	35.1	31	37.4	36 3
1er avril	37 4	35 9	1er avril	38.5	35.8
2	37.8	35.5	2	38.6	36.7
3	38.3	35 7	3	38.2	36.4
4	38 3	35.5	4	37.5	36
5	37.6	35.8	5	38	35.9
6	37.5	35.7	6	37.4	36.3

Observation XXX.

Mme Demée, âgée de 20 ans, primipare, accouche le 14 mai à 1 heure du matin. Quelques débris de membranes restent dans la cavité utérine.

15 mai. — Le ventre étant douloureux et la température élevée, on fait avec la solution de biiodure de mercure au 1/2000, une injection intra-utérine qui expulse les débris des membranes. Quelques érosions assez douloureuses existent au niveau de la vulve, sans doute dues à la longueur de la période d'expulsion (une heure et demie).

16 mai. — Les seins jusqu'ici souples, sont très tendus et un peu douloureux ; la secrétion commence à s'établir. Le ventre étant encore sensible à la pression, on y fait une application d'onguent napolitain.

17, 18, 19 mai. — Pas de changement du côté des seins. La sécrétion lactée est très abondante. Apparition sur l'abdomen d'une éruption hydrargyrique intense.

20 mai. — La tension des seins a diminué. Mais l'éruption cutanée s'est généralisée à tout le thorax et à la naissance des cuisses.

21 mai. — Même état.

22 mai. — L'éruption s'est étendue aux membres supérieurs.

23 mai. – L'éruption commence à pâlir.

24 et 25 mai. — Elle tend à disparaître.

Pendant ces derniers jours, les seins sont devenus moins douloureux et moins sensibles ; mais la sécrétion est toujours abondante.

	Aiss. droite.	Sein droit.		Aiss. droite.	Sein droit.
14 Matin	37.8	35.9	14 Soir	38.3	36.2
15	38 9	37.1	15	39.1	38
16	39.2	37.6	16	39.7	38.5
17	38	37.3	17	39.4	37.4
18	38	36 6	18	38.5	37
19	37 8	36.7	19	38 5	36.9
20	40.4	37.9	20	38.6	36.6
21	39	37.6	21	38 8	36.7
22	37.4	35.9	22	37.8	36.7
23	37.6	36	23	38.5	36.5
24	37.6	36.1	24	37.8	36.6

Observation XXXI.

Mme Ronfot, âgée de 26 ans, secundipare, a eu un premier enfant en 1876. — Céphalotripsie. Elle entre dans le service, enceinte de huit mois. L'examen ayant fait constater un bassin oblique ovalaire, on provoque l'accouchement prématuré, après plusieurs tentatives infructueuses avec l'excitateur Tarnier, au moyen d'une sonde molle introduite dans l'utérus.

La version pelvienne pratiquée le 22 mai, à 3 heures du matin donne, un enfant vivant.

23 mai. — Aucune réaction générale, beaucoup de fatigue seulement.

24 mai. — L'état général est toujours satisfaisant. Rien n'explique l'élevation de température, si ce n'est la fatigue consecutive à l'accouchement. Tension et endolorissement des seins ; la sécrétion commence à s'établir.

25 mai. — La tension et la douleur augmentent. Le lait est assez abondant.

Les jours suivants, l'état général reste bon. Les symptômes locaux vont en diminuant. La sécrétion est d'abondance moyenne.

	Aiss. droite.	Sein droit.		Aiss. droite.	Sein droit.
22 Matin	39	37	22 Soir	40	38.2
23	39.3	37.6	23	39.5	38
24	38.8	37.3	24	39.4	38
25	37 8	36.8	25	38.4	36.9
26	37.1	36.1	26	37.8	36.3
27	37	36	27	37.4	36.7
28	37 2	36.2	28	37.7	36.7
29	37.6	36.6	29	37.4	36.3
30	37.4	36.4	30	37.2	36 2
31	37.4	36.4	31	37.4	36.6
1	37.5	36.5	1	37.4	36.7
2	37.3	36.3	2	37.4	36.3

CONCLUSIONS

4° L'établissement de la sécrétion lactée détermine au niveau des seins une élévation de température qui peut atteindre deux et même trois degrés.

2° Il existe des relations évidentes entre la température du sein et la sécrétion du lait, celle-là étant d'autant plus élevée que celle-ci est plus abondante.

3° Quand, le second ou le troisième jour après l'accouchement, la température locale du sein atteint et dépasse 36°, qu'elle se maintient au-dessus de ce chiffre, les huit ou neuf premiers jours de la lactation, on peut affirmer que le lait sera abondant.

4° La sécrétion lactée sera nulle ou très peu abondante, quand le thermomètre reste au-dessous de 36° ou qu'il ne se maintient pas à ce chiffre.

5° La montée du lait n'a aucune influence sur la température générale. La fièvre de lait n'existe pas.

6° La température générale, au contraire, a une influence notable sur la température locale des seins.

Paris. — Imprimerie G. Rougier et Cie, rue Cassette, 1.

www.ingramcontent.com/pod-product-compliance
Ingram Content Group UK Ltd.
Pitfield, Milton Keynes, MK11 3LW, UK
UKHW031945260826
14628UKWH00004B/1849

9 782019 657277